AF611820

ur A.-F. MATHIEU

61

ÉTUDE CRITIQUE
SUR LES RAPPORTS
ENTRE LES
MALADIES DES YEUX
ET CELLES
DES DENTS

PARIS
A. MALOINE, LIBRAIRE-ÉDITEUR
91, BOULEVARD SAINT-GERMAIN

1894

OCTEUR A.-F. MATHIEU

ÉTUDE CRITIQUE
SUR LES RAPPORTS
ENTRE LES
MALADIES DES YEUX
ET CELLES
DES DENTS

PARIS
A. MALOINE, LIBRAIRE-ÉDITEUR
91, BOULEVARD SAINT-GERMAIN

1894

ÉTUDE CRITIQUE

SUR LES

Rapports entre les Maladies des yeux & celles des dents

Bien que de récents travaux semblent avoir suffisamment fixé ce point d'étiologie, il nous a paru utile d'y revenir dans le but d'apporter de nouveaux faits et de soumettre la question à un examen critique aussi rigoureux que possible.

Depuis TEIRLINCK (1848), les auteurs divisent les troubles oculaires qui dépendent, de fait ou d'apparence, des diverses affections de l'appareil dentaire en *troubles réflexes* et *troubles par propagation* du processus inflammatoire.

TROUBLES REFLEXES

Les accidents oculaires de la première catégorie paraissent des plus variés, et l'on est en droit, *a priori*, de les ranger avec les auteurs sous les quatre chefs suivants : 1° Modifications de la sensibilité; 2° de la motilité; 3° des sécrétions; 4° de l'irrigation sanguine et de la nutrition.

Les modifications de la sensibilité portent sur l'appareil sensible spécial de l'œil (rétine et nerf optique), ou bien sur l'ensemble de l'œil et de ses annexes.

I

MODIFICATIONS DE LA SENSIBILITÉ SPÉCIALE

Aucune des observations recueillies ne signale l'hyperesthésie rétinienne autrement que sous la forme de photophobie avec larmoiement, blépharospasme, etc. Or, il serait au moins téméraire d'attribuer ces symptômes à l'hyperexcitabilité de la rétine [1].

Cette membrane n'a pas été examinée dans les observations en question (antérieures à l'ophthalmoscope), mais il est probable qu'on l'eût trouvée, de même que dans nombre de névralgies trifaciales symptomatiques (kératites, iritis, cyclite) absolument normale, et nullement hyperémiée. Eût-on d'ailleurs constaté de la congestion rétinienne que, cliniquement, rien n'eût autorisé à y rattacher la photophobie, car la congestion simple n'occasionne pas de troubles visuels notables (GALEZOWSKI). L'hyperesthésie rétinienne vraie, c'est-à-dire indépendante de tout symptôme subjectif pouvant en imposer pour une lésion irritative des filets sensibles du trijumeau, ne se rencontre que dans certaines névropathies, telles que la copiopie hystérique. On peut donc dire que, de même que le syndrome copiopie ne doit être subordonné à des irritations du plexus nerveux périutérin (FOERSTER) que par l'intermédiaire de l'hystérie, de même, si l'on s'en tient aux faits, les lésions du trifacial ne doivent produire l'hyperesthésie rétinienne, avec ou sans les phénomènes photophobiques constatés, que dans le domaine de cette névrose.

A côté de l'hyperesthésie on voit notée l'anesthésie rétinienne sous forme, soit d'amblyopie, soit d'amaurose uni- ou bilatérales. Il faut éliminer d'emblée les publications antérieures à la découverte de l'ophthalmoscope, et celles, plus récentes, où l'emploi de cet instrument n'est pas signalé. En

[1] DELENS, *Traité de Chirurgie de* DUPLAY *et* RECLUS, t. IV, p. 366.

effet, l'amblyopie pouvait n'être dans ces circonstances que la conséquence d'un spasme ou d'une paralysie de l'accommodation chez un individu à réfraction plus ou moins normale. Il faut même attribuer une pareille origine aux troubles visuels dans plusieurs des cas où l'on avait constaté de la mydriase ou du myosis.

Cette sélection opérée, comment s'offrent à l'analyse les observations où l'ophthalmoscope n'a pu déceler la cause de l'amblyopie ou de l'amaurose? Nombre de celles-ci ont le grave défaut d'être fort incomplètes : un laconisme, dont nous n'avons point à rechercher les causes, en restreint beaucoup la valeur démonstrative. Telles sont celles de HUTCHINSON[1], de de WECKER[2], de MÉTRAS[3], de DUPLAY[4], de GALEZOWSKI[5], de WIDMARK[6], de RIVA[7], de COURTAIX[8]. Dans toutes ces relations cliniques—où il est question d'amaurose subite ou graduelle, avec ou sans mydriase, d'asthénopie, etc., en un mot de phénomènes où, de primo abord, l'état nerveux général semble jouer un certain rôle —nous n'avons pu recueillir aucun renseignement sur la sensibilité générale (analgésie, hémianesthésie), sur le champ visuel, sur les antécédents des malades.

On connaît les caractères de l'amblyopie et de l'amaurose hystériques. Ils sont exposés en détail dans la thèse récente de PANSIER (Montpellier, 1892). Les symptômes de l'amblyopie sont : — *a*) le rétrécissement du champ visuel uni ou bilatéral. Le rétrécissement pour les couleurs n'est pas proportionnel; le bleu passe souvent en dedans du rouge ; ou bien, les champs se superposent, soit en se rétrécissant, soit en s'élargissant, tout cela avec des variations fréquentes chez le même indi-

[0] E. BERGER, *les Maladies des yeux dans leurs rapports avec la pathologie générale.* 1892. Paris, p. 187. — V. 2e partie.
[1] *Ophth. Hosp. Reports*, 1865.
[2] *Ann. d'Oculist.* 1866, p. 134.
[3] *Thèse* de Paris, 1873.
[4] *Arch. génér. de méd.* 1873, t. II, p. 217.
[5] *Soc. franç. d'ophth.*, 4e *session.* 1886.
[6] *The Lancet*, t. II, 1886, p. 88.
[7] *Courrier médical*, 30 nov. 1889.
[8] *Thèse* de Paris, 1891.

vidu; — *b*) la dyschromatopsie ou l'achromatopsie : le phénomène commence par le violet et suit une marche inverse de l'achromatopsie par atrophie optique; — *c*) le degré d'amblyopie est parfois difficile à déterminer, car différentes causes (polyopie, troubles accommodatifs, etc.) interviennent pour entraver la mensuration de l'acuité visuelle. Notons que « l'amblyopie hystérique peut quelquefois apparaître dans un œil comme manifestation de troubles sympathiques de l'œil opposé ».

Quant à l'amaurose, elle est, comme l'amblyopie, soit double, soit monoculaire ; elle survient brusquement après un traumatisme oculaire ou orbitaire, ou bien résulte de la marche progressive de l'amblyopie. Même avec l'amaurose complète, on ne constate aucune lésion du fond d'œil. L'amaurose hystérique est purement psychique ; l'impression arrive au centre cortical, où elle est neutralisée par l'imagination de l'hystérique (Pansier). Quand elle ne frappe qu'un seul œil, ce n'est que lorsque le sujet ferme l'œil sain qu'il s'aperçoit de son amaurose. Lorsqu'elle est double, le défaut de concordance entre les divers symptômes et le trouble visuel peut être encore plus frappant : on voit des patients entièrement aveugles qui circulent sans hésiter quand ils ne se croient pas observés, dans un endroit qui leur est presque inconnu.

Le pronostic de l'amaurose et de l'amblyopie hystériques est le plus souvent favorable. Voici d'ailleurs ce qu'en dit un des partisans de l'amblyopie réflexe d'origine dentaire : « La « maladie suit une marche très variable, qui est en rapport « avec la nature de ses causes. Dans la forme subite, elle est « tout à fait irrégulière, comme l'est celle de toutes les névroses ; « elle peut cesser après une durée très courte ou se prolonger « indéfiniment ; souvent, elle apparaît et disparaît à des inter- « valles plus ou moins rapprochés. Quelquefois, la vue revient « subitement, et l'on cite des cas où les malades se sont ré- « veillés le lendemain guéris. Quelquefois, l'amblyopie de « cette nature peut durer toute la vie. » (Galezowski.) La suggestion est capable de venir à bout de l'affection, très rapidement parfois.

Si, pourvu de ces éléments de diagnostic, on analyse méthodiquement les observations énumérées plus haut (du moins celles qui, par leur développement, méritent un examen), on ne peut se défendre de mettre au compte d'un état nerveux spécial, de l'hystérie en un mot, la plupart des manifestations oculaires décrites, — abstraction faite, bien entendu, de certaines affections cérébro-spinales, telles que la sclérose en plaques et la syringomyélie.

La première des deux malades d'HUTCHINSON était une vieille fille de 40 ans, de santé passable, ayant perdu subitement la vue de l'œil droit dix ans auparavant. A l'ophthalmoscope, la papille paraît atrophique, avec rétrécissement à peine sensible des vaisseaux. Pas de perception lumineuse. Strabisme convergent de l'œil gauche. Durant ces dix années, la malade a souffert de névralgies légères et fugaces dans la face, le front et les globes oculaires. Quinze jours avant l'examen actuel, la vision a disparu brusquement à gauche, sans prodromes, pour reparaître cinq minutes plus tard. Huit jours après, attaque d'amaurose analogue et douleurs dans les deux globes. La vue, présentement, est parfaite à gauche et le fond d'œil est normal. Les pupilles sont un peu dilatées.

Quelques chicots non douloureux existant du côté gauche, on les fait extraire. C'est là tout comme renseignements.

Sans aller jusqu'à mettre, comme quelques auteurs, l'atrophie optique sur le compte de l'hystérie, il faut reconnaître que la relation de cause à effet entre les lésions dentaires et l'amaurose est ici au moins discutable. L'exploration du champ visuel, etc., aurait probablement tranché la question en faveur d'une affection nerveuse. Il y là un desideratum que nous aurons souvent à formuler, en somme, au grand dommage de la thèse soutenue par certains auteurs.

Le deuxième cas d'HUTCHINSON est des plus intéressants. Les faits qu'on y rencontre sont de nature toute spéciale, et, comme toujours, la façon peu explicite dont ils sont exposés, — il ne pouvait en être autrement à l'époque, — n'en facilite pas l'interprétation.

Femme de 58 ans, souffrant depuis dix ans de névralgies faciales et oculaires violentes, qu'en dernier lieu la malade rapporte à une dent cariée. Quatre jours avant la présente consultation, nouvel accès névralgique, disparaissant le lendemain, mais laissant de la lassitude. Pas de vomissements. Dans la matinée, en déjeunant, la malade porte la main à ses yeux en disant : « Quelle nuit j'ai passée avec ces névralgies de l'œil ! », et, en ôtant sa main, elle s'aperçoit qu'elle est entièrement aveugle. Cette cécité absolue dure cinq minutes et la vue revient petit à petit, mais imparfaitement. La patiente a les apparences d'une bonne santé, bien qu'elle ait un pouls irrégulier et présente un « bruit mitral regurgitant » très fort et un cœur hypertrophié. D'autre part, l'amaurose ne s'est accompagnée d'aucun symptôme cérébral. A première vue, on la prend pour une amaurotique complète: les deux pupilles sont très dilatées. Toutefois, elle n'est pas absolument aveugle; assise tranquillement, elle peut déchiffrer les caractères n° 16, en *tenant la page de côté* et procédant lettre par lettre. Aucun signe ophthalmoscopique. On enlève une molaire malade, mais les névralgies ne disparaissent pas. Qu'est-il advenu de ces divers symptômes? L'auteur ne le dit pas.

De tout cela deux données se dégagent : l'amaurose brusque et transitoire et l'amblyopie consécutive revêtant, selon toute probabilité, la forme d'hémiamblyopie homonyme. Si l'on s'en tient aux enseignements de la clinique, l'histoire de cette malade ne comporte que cette conclusion : hystérie ou lésion cérébrale de nature inconnue.

De Wecker (*loc. cit.*) relate le cas suivant. Une femme de 28 ans endurait depuis longtemps de fortes douleurs au niveau des deux maxillaires. Elle est atteinte, après un paroxysme névralgique à droite, d'une amaurose subite de OD. Peu après, autre accès névralgique à gauche et abolition totale de la vue de ce côté.

D'où cécité double et complète. La lumière n'influence plus les pupilles, qui sont modérément dilatées. Fond d'œil normal. De Wecker ne croit pas à une simulation « parce que cette femme est d'une réputation parfaite et est l'unique soutien de trois enfants en bas âge ». La vision est immédiatement recouvrée d'un côté et améliorée de l'autre après extraction sous le chloroforme des dents cariées du côté gauche; elle devient parfaite pour les deux yeux après avulsion des dents malades de droite.

L'observation de Widmark nous édifie sur la façon particulière dont a été traité le point d'étiologie qui nous occupe :

Jeune fille atteinte de cécité de l'œil droit, sans changement dans l'aspect du fond d'œil. Quelques dents du même côté étant cariées, l'extraction en est faite. En quatre jours amélioration de la vision; au onzième jour retour *ad integrum*. Dès lors, cette conclusion s'impose à l'auteur: les dents malades ont causé l'amaurose.

Voici enfin une observation analogue due au Dr Courtaix :

Une jeune femme de 25 ans, ayant perdu l'œil droit à la suite de la variole, vient consulter pour un affaiblissement de la vue à gauche qu'elle ne s'explique pas. Elle éprouve dans cette œil une sensation de corps étrangers et des démangeaisons. La pupille est mobile et non dilatée.

Pas d'antécédents nerveux. Examen ophthalmoscopique négatif.

Le lendemain, extraction de la canine supérieure gauche. Amélioration immédiate de la vision qui redevient tout à fait normale trois jours plus tard. Même conclusion que ci-dessus.

De tels faits, — et nous en avons omis à dessein plusieurs autres dont l'exposé serait fastidieux [1], — suffisent-ils à entraîner la conviction? Est-ce assez de signaler que la malade *ne présente aucun antécédent nerveux* ou qu'elle *est bonne mère* de famille pour éliminer du même coup la possibilité d'une névrose?

En définitive, aucune des observations que nous venons de rapporter presque intégralement n'a de valeur au point de vue étiologique, aucune ne fait la preuve de cette assertion « que, en dehors de toute diathèse, il arrive fréquemment « qu'une lésion dentaire agisse par l'intermédiaire du triju-« meau sur le nerf optique » (Courtaix) soit par inhibition, soit par anémie des centres corticaux, soit par extension du processus névritique aux centres, ce qui, entre parenthèses, rend bien difficilement compte de la rapidité avec laquelle l'amaurose disparaît.

Avant de recourir à une explication purement hypothétique des phénomènes oculaires dont il s'agit, il serait bon de rechercher dans une étude clinique attentive les indices qui

[1] De Witt de Whitchall, *the Americ. Journ. of the med. sc. avril 1868*. — Delgado, *Ann. d'Ocul., mars 1866*. — Galezowski, *Soc. franç. d'ophth., 4e sess.* 1886.

peuvent conduire sur la vraie voie étiologique : c'est précisément ce que n'a fait, pour une cause ou pour autre, aucun des observateurs précités. Pourquoi d'abord la rareté des troubles oculaires réflexes alors que les affections dentaires sont si fréquentes, si l'état général du sujet n'a pas à intervenir? Est-il logique, ensuite, de demander à la seule physiologie la solution d'un problème étiologique dont on ne possède même pas toutes les données ! Autant vaudrait éliminer l'hystérie lorsque l'on constate chez une malade un point ovarique coïncidant avec de l'hémianesthésie ainsi qu'avec des troubles visuels, et mettre ces derniers sous la dépendance directe de l'affection ovarienne sous prétexte que le plexus péri-utérin peut avoir des connexions plus ou moins intimes avec les centres optiques corticaux.

L'histoire de certains malades soigneusement étudiés permet, par analogie, de ranger les troubles oculaires dont on vient de parler au nombre des manifestations locales de l'hystérie.

Le Dr Elia Baquis (*Annali di Ottalmologia*, ann. 1893, fasc. 1) cite le cas d'une jeune fille de 13 ans, atteinte brusquement d'amaurose pour avoir été frappée au front par un fragment d'aiguille, sans qu'il existât la moindre excoriation, amaurose n'ayant cédé qu'à la suggestion.

Le Dr Kalt [1] a observé l'amaurose subite de l'œil sain, chez une jeune fille atteinte de phthisie d'un des globes consécutive à une irido-choroïdite traumatique. L'énucléation fit promptement disparaître l'amaurose. L'auteur, qui, avant l'opération, avait constaté l'existence de stigmates hystériques très nets, s'est bien gardé de mettre directement en cause l'œil atrophique, et c'est le diagnostic d'amaurose sympathique hystérique qu'il a porté.

A propos de cette même malade, le Dr Vignes rappelle qu'il a vu l'amaurose survenir après une énucléation. — L'apparition d'un blépharospasme et d'une attaque d'hystérie, —

[1] *Société d'ophth. (Congrès)*, *11e Session*, 1er au 4 mai 1893.

à la suite de laquelle l'amaurose disparut, — vinrent lever tous ses doutes.

D'ailleurs, quelques pathologistes, et des plus autorisés, font certaines réserves au sujet des amblyopies réflexes.

Le Pr Terrier [1] relate un curieux exemple de l'influence des lésions dentaires sur le fonctionnement des muscles propres ou annexiels de l'œil, influence que, d'après lui, on a beaucoup exagérée dans ces derniers temps. Pour lui, cette influence a besoin, pour s'exercer, d'une prédisposition, et cette prédisposition aux troubles nerveux réflexes est l'apanage de l'hystérie.

Ajoutons que Vicq d'Azyr n'est pas parvenu à produire l'amaurose chez les animaux en irritant le nerf frontal.

II

MODIFICATIONS DE LA SENSIBILITÉ GÉNÉRALE

L'hyperalgésie des tissus oculaires et périoculaires est de constatation courante dans les affections dentaires : les douleurs spontanées ou provoquées dues aux lésions dentaires peuvent se propager aisément aux différents territoires innervés par le trijumeau, l'œil, entre autres.

Il est nécessaire d'établir une démarcation entre la névralgie oculo-orbitaire symptomatique d'une affection des dents et celles qui se rattachent soit à d'autres lésions siégeant dans la sphère d'innervation du trificial, soit aux algies de nature hystérique.

Les phénomènes douloureux par lesquels se manifeste parfois l'hystérie peuvent se localiser dans la région oculo-orbitaire et constituer le syndrome bien connu de la *kopiopie*, de Foerster.

[1] *Journal de méd. et de chirug. pratiques*, déc. 1875.
[2] *Anatomie méd. du système nerveux*. 2e édit., p. 447.

« Les malades accusent des douleurs dans le front ou dans « d'autres régions animées par le trijumeau. Ils éprouvent « parfois des sensations de chaleur et brûlure à la surface « de l'œil (conjonctive, paupières), la sensation de tension « et des douleurs térébrantes dans l'orbite ; l'œil est sensible « à la lumière, plus particulièrement à la lumière de la lampe « qu'à celle du soleil. L'intensité de la douleur est variable. » (E. Berger, *loc. cit.*). Il n'y a ni larmoiement, ni blépharospasme. L'observation recueillie par le Dr Métras à la clinique de Galezowski et consignée dans sa thèse (Paris, 1873, p. 36) sous le titre : d'*asthénopie nerveuse guérie en quelques jours par l'extraction de plusieurs dents cariées*, non douloureuses, appartient probablement à cette catégorie de troubles oculaires névropathiques.

Il ne faut pas, d'autre part, oublier que l'inflammation des cavités voisines de l'orbite, rhinites et sinusites diverses, donnent assez fréquemment lieu à des douleurs orbitaires et frontales.

Ce serait donc tomber dans une regrettable erreur que de ne s'attaquer qu'aux dents, dans les cas de ce genre ; ou, ayant par hasard obtenu un bénéfice plus ou moins appréciable de l'avulsion d'une dent (suggestion, évacuation d'une collection purulente), que de croire l'affection oculaire frappée dans ses causes tant déterminantes que prédisposantes. Il y a là un état général ou une infection voisine qu'il est de toute nécessité de combattre.

Il est banal de rappeler que la diminution ou l'abolition de la sensibilité dans les territoires innervés par le trijumeau, l'œil en particulier (en dehors de toute complication ulcéreuse ou suppurative), reconnaît des origines multiples et qu'on ne doit les attribuer à une affection dentaire qu'après de patientes et délicates investigations. Que l'on admette, comme cause de cette déchéance fonctionnelle du trijumeau, une lésion des centres, du ganglion de Gasser, ou d'autres lésions plus ou moins hypothétiques, un fait d'expérience est que le point de départ de cette hypoesthésie peut se trouver dans une maladie infectieuse, — le paludisme, par exemple, — dans une inflammation des sinus de la face, souvent dans l'hystérie et *peut-être* dans une affection dentaire. Nous reviendrons d'ailleurs plus loin sur cette étiologie.

III

MODIFICATIONS DE LA MOTILITÉ

Elles sont de trois ordres. Elles atteignent, soit la musculature intrinsèque de l'œil, soit la musculature extrinsèque, soit la musculature annexe. Ces différents troubles fonctionnels peuvent être indépendants les uns des autres ou se confondre.

(*Muscles intrinsèques.*) — Parmi les premiers, on constate d'abord la paralysie ou mieux la parésie de l'accommodation. Sur 92 cas de lésions dentaires, SCHMIDT a rencontré soixante-treize fois la diminution du pouvoir accommodateur. Cette parésie a disparu avec l'affection des dents.

La parésie de l'accommodation porte tantôt sur un seul œil, tantôt sur les deux yeux, et alors la diminution est toujours plus prononcée du côté où se trouve la dent malade. Elle peut aller jusqu'à 5 dioptries. Les sujets se plaignent d'éprouver de la difficulté à lire. Il s'agit surtout de personnes encore jeunes, parce que le déficit de l'accommodation est plus appréciable chez elles que chez les gens âgés.

Aux observations de SCHMIDT, il faut ajouter celles de MENGIN [1], D'ELY [2], etc.

La parésie des muscles ciliaires a reçu les interprétations les plus diverses : inhibition des nerfs moteurs par irritation d'un nerf sensitif; influence des vaso-moteurs produisant de l'hypertension oculaire ; immobilisation volontaire du muscle

[1] *Recueil d'ophthalm.*, p. 20, 1880.
[2] *The medical Record*, t. XXI, p. 258, 1882.

accommodateur par les malades, tout effort d'accommodation retentissant sur les nerfs ciliaires hyperesthésiés (Jacobson).

Encore ici, l'hystérie peut jouer un rôle et il faut y songer avant de fixer l'étiologie. Chibret et Augérias [1] ont trouvé une diminution du pouvoir accommodateur chez 1/70 des hystériques. Ils en rapportent 38 cas, dont ils tirent les conclusions suivantes :

L'affection atteint de préférence les jeunes gens; les 2/3 des faits s'observent avant 20 ans. Elle est surtout féminine : les 4/5 des cas concernent des jeunes filles, 1/20 seulement des hommes. Chez beaucoup de sujets, la pupille réagit mal à la lumière du miroir plan.

En dehors de l'amaurose, la mydriase est produite par un si grand nombre de causes, — dont la recherche est souvent délicate, — qu'on ne doit croire à l'influence des dents malades qu'après une opération « exploratrice » lorsque, par exemple, l'extraction d'une racine, ou l'ouverture d'un abcès dentaire fait disparaître le phénomène [2].

Cette mydriase, que l'on admette ou non l'existence d'un muscle dilatateur de l'iris, est vraisemblablement spasmodique, car il est bien rare que la mydriase paralytique ne soit accompagnée d'autres paralysies oculaires intrinsèques. Selon toute probabilité, elle est l'effet d'une irritation du trijumeau réfléchie sur les filets cilio-spinaux du grand sympathique: elle est identique à la dilatation pupillaire que produisent le cathétérisme des voies lacrymales, les irritations des téguments de la face chez certains individus.

Quant au myosis, il est sans doute aussi de nature spasmodique : la voie réflexe centripète serait, comme précédemment, le trijumeau; la voie centrifuge, le nerf de la 3e paire. On peut le rapprocher du myosis consécutif à l'introduction d'un corps étranger dans les culs-de-sac conjonctivaux ou à son implantation dans la cornée. La coexistence d'un spasme accom-

[1] *Société d'ophth. de Heidelberg*, 27e *session*. 7-10 août 1892.
[2] Desmarres, *Traité des Maladies des yeux*. 1858, t. III, p. 575.

modateur signalée dans quelques observations vient confirmer cette hypothèse.

Il faut répéter, à propos du myosis, ce qu'on a dit plus haut de l'étiologie de la mydriase : lésions cérébrales, intoxications, névroses, voilà les causes multiples qu'on doit éliminer avant d'incriminer l'appareil dentaire ; et, le plus souvent, le diagnostic causal sera post-opératoire, il découlera du succès de l'intervention d'un dentiste.

Nous nous abstiendrons de discuter les observations qui prétendent démontrer une relation réflexe entre les troubles fonctionnels de l'iris et les lésions dentaires : les éléments du diagnostic rétrospectif de la cause sont à peu près absents, au moins dans la plupart des cas.

(*Muscles extrinsèques et annexes*).—Neuschuler rapporte un fait d'insuffisance musculaire ayant occasionné des névralgies dentaires. Il ne nous a pas été possible de recueillir un cas un peu net d'insuffisance musculaire, sans amétropie, produite par une maladie des dents.

Le strabisme, tant le paralytique que le spasmodique, est signalé assez couramment. « Les causes du strabisme spasmo- « dique, dit Galezowski[1], sont très variées et diffèrent peu de « celles que l'on constate dans d'autres affections spasmodiques. « En général, il faut examiner avec soin l'état de l'appareil « dentaire; nous avons obtenu, en effet, la guérison de deux « cas de strabisme spasmodique, en faisant retirer les chicots « dont pourtant les malades ne se plaignaient point. »

Cette contracture des muscles extrinsèques de l'œil frappe d'ordinaire le droit interne; mais elle atteint aussi parfois le droit supérieur, les obliques (Terrier). Dans le cas recueilli par le Dr Mengin à la clinique de Galezowski, la contracture du droit interne est survenue chez la malade quinze jours après l'apparition de douleurs névralgiques périorbitaires; l'extraction d'une petite molaire cariée, pratiquée cinq jours après le dé-

[1] *Traité des Maladies des yeux*, p. 859.

but du strabisme, a fait disparaître ce symptôme en quarante-huit heures[1].

Une observation D'ELY[2] semble prouver que la *paralysie* des muscles rotateurs de l'œil est quelquefois la conséquence d'une lésion dentaire. Il s'agit ici d'une parésie du droit interne compliquée d'affaiblissement de l'accommodation.

On est tenté de faire rentrer dans la catégorie des contractures le cas de strabisme divergent avec ptosie cité par HANCOCK[3].

La malade du médecin anglais était strabique depuis trois ans. Quinze jours seulement avant la consultation, le ptosis était apparu. L'œil était *complètement* fermé. Il n'y avait de douleur ni dans la tête, ni dans les yeux, ni dans les dents. On enleva quand même deux molaires cariées. Le ptosis prit alors le caractère intermittent; il ne se montra plus qu'au milieu de la journée. Huit jours après l'extraction des dents, le ptosis a enfin disparu et le strabisme s'est amélioré. Peu de temps ensuite, la malade est complètement guérie.

HANCOCK ne serait pas le premier observateur qui ait confondu le spasme tonique de l'orbiculaire avec une paralysie du releveur.

Depuis les études de CHARCOT et de ses élèves sur les spasmes faciaux, on a quelque raison de tenir pour suspects ces ptosis intermittents et fugaces étiquetés paralysies (V. plus loin).

Ici encore, ce n'est qu'après une minutieuse analyse des antécédents du malade, de son état général et des symptômes présents, qu'il faut relier la déviation oculaire et la ptose palpébrale à un mauvais état des dents. On ne peut nier, devant certains faits, que quelques parésies oculaires, quelques strabismes spastiques soient comme le résultat, les premiers, de l'inhibition des nerfs moteurs du globe, les seconds d'une ex-

[1] *Recueil d'ophthalmologie*. 1878.
[2] *The medical Record*. 1882, t. XXI.
[3] *The Lancet*. 1859, 22 janvier.

citation de ces mêmes nerfs, ayant pour origine l'état d'irritation du trijumeau; mais il faut avouer que, bien des fois aussi, paralysies ou spasmes relèvent d'une cause plus générale méconnue, tabès ou hystérie, par exemple. Il est à peine besoin de rappeler que l'ataxie locomotrice, à sa période initiale, peut ne se révéler que par une paralysie ou une contracture fugaces d'un ou de plusieurs des muscles moteurs de l'œil : une heureuse coïncidence ferait facilement mettre à l'actif du dentiste une guérison dont un examen ultérieur viendra montrer le peu de solidité. L'hystérie intervient d'une façon plus banale pour simuler un phénomène réflexe. L'observation de Terrier à laquelle il est fait allusion plus haut (p. 11) suffirait à le prouver. Son sujet était une hystérique avérée, et malgré l'amélioration apportée à la contracture des muscles de l'œil et de l'orbiculaire par l'avulsion des dents malades, l'auteur n'hésite pas à attribuer les accidents oculaires à la névrose tenue en éveil par l'irritation du trijumeau. Remarquons qu'un traitement bromuré avait été institué quelques jours avant l'extraction.

D'ailleurs, les études de Borel sur le strabisme convulsif hystérique, celles de Valude sur le strabisme névropathique montrent clairement qu'il faut toujours songer à une névrose dans les strabismes tardifs, quelles qu'en soient les allures. (Voir encore la thèse de Pansier, *loc. cit.*)

Nous n'avons pas trouvé une seule observation de ptosis vrai en relation avec une affection dentaire. Il semble donc s'agir, le plus souvent, de ptosis pseudo-paralytique, de blépharospasme. Ce blépharospasme est tonique ou clonique; s'accompagne ou non de névralgie au niveau des parties contracturées. Il peut n'être qu'un symptôme du tic convulsif de la face ou bien exister isolément comme symptôme précurseur de l'hémispasme facial complet.

Galezowski a vu un dentier devenir l'origine d'un blépharospasme non douloureux. Il a rencontré aussi un cas de « tic convulsif des paupières des deux yeux » chez un enfant atteint

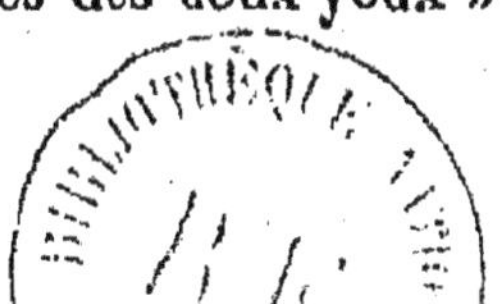

de lésions dentaires indolores. Ces spasmes ont cessé après la disparition de la cause présumée. Cette localisation du tic douloureux de la face au niveau de l'orbiculaire, il faudrait donc en maintes occasions en chercher l'origine dans une irritation des filets dentaires du trijumeau.

Un auteur [1] est même allé jusqu'à affirmer que le tic facial douloureux a toujours pour cause une affection des dents, et, lorsque les dents sont saines ou manquent complètement, une cicatrice du bord alvéolaire : ce serait alors l'analogue de la névralgie des moignons chez les amputés.

Il est hors de doute que le blépharospasme, dans ses différentes formes, est assez souvent symptomatique d'une irritation dentaire du trijumeau; mais, même alors que les soins de la bouche ont paru l'atténuer ou le faire cesser, il faut avouer qu'il reconnaît fréquemment d'autres causes déterminantes ou adjuvantes, causes locales, — facilement méconnues au cours d'un examen superficiel, — et causes d'ordre général.

Nous observons en ce moment une femme de 73 ans, atteinte depuis quelques jours d'un ptosis spasmodique double, plus prononcé à gauche qu'à droite : les paupières sont plissées et résistent à l'écartement. L'œil droit n'est pas injecté; les bords palpébraux sont intacts; il n'y a aucun corps étranger dans les culs-de-sac, aucune ulcération sur la cornée. A gauche, la conjonctive est légèrement hyperémiée et l'œil larmoie un peu surtout lorsque la malade essaie de l'ouvrir. Encore de ce côté, rien de notable sur la cornée. D'un côté comme de l'autre, les voies lacrymales sont perméables. Diminution de la sensibilité à la piqûre au pourtour de l'orbite [2]. Il y a un sentiment de tension à la racine du nez et au-dessus des sourcils.

Cette personne est très nerveuse : elle avait, dans sa jeunesse, des « attaques de nerfs ». Il y a six mois, un de nos

[1] JARRE. Acad. de méd., 5 déc. 1893.

[2] Après usage, durant 6 jours, de lunettes fumées et de pommade cocaïnée boriquée, la rougeur conjonctivale a disparu et l'œil gauche s'ouvre un peu, mais le blépharospasme — sans photophobie — reste toujours très net.

confrères l'a traitée pour une rhinite et une pharyngite chroniques. Ces affections se sont amendées, mais, depuis trois semaines, un commencement de surdité s'est déclaré à gauche à la suite d'un coryza aigu. Les dents sont entièrement absentes, et cela, depuis longtemps. Que doit-on incriminer ici? Selon toute probabilité, une poussée inflammatoire des voies naso-pharyngiennes propagée non seulement à l'oreille moyenne, mais peut-être aussi aux sinus frontaux.

D'autre part, la majorité des faits observés concerne des femmes ou des sujets nerveux. Or, l'on sait que le blépharospasme, même douloureux, peut n'être que la manifestation directe de l'hystérie, que les dents soient saines ou atteintes, bien entendu. Enfin, le spasme clonique des paupières n'est parfois « qu'une manifestation de la chorée mineure ». (De Wecker et Masselon, *Manuel d'ophthalmologie*, p. 58.)

Il n'est pas jusqu'à la paralysie faciale qui n'ait pu être rangée au nombre des complications des maladies des dents. Courtaix (*loc. cit*) a vu une paralysie de l'orbiculaire droit avec déviation des traits à gauche que les soins de la mâchoire ont fait disparaître en dix jours. James Salter [1] rapporte l'histoire d'une malade chez laquelle l'évolution vicieuse de la dent de sagesse supérieure droite amena une paralysie faciale droite compliquée de paralysie douloureuse du bras homonyme. La paralysie brachiale disparut immédiatement après l'avulsion de la dent, et la paralysie faciale dix jours plus tard. Ely (*loc. cit.*) a rencontré chez un jeune homme « une parésie de l'orbiculaire avec spasme irrégulier du muscle ciliaire et diplopie monoculaire », qu'a guéris l'extraction de dents cariées.

Bien que la paralysie faciale ne rentre qu'indirectement dans le cadre de cette étude, il n'est guère possible, en traitant le point d'étiologie qui nous occupe, de la séparer du lagophthalmos paralytique, ou paralysie du facial supérieur.

[1] *Guys Hosp. Reports* 1867.

On peut essayer d'expliquer les cas de Courtaix et d'Ely et tous les faits analogues par l'effet inhibitoire de l'irritation du trijumeau sur le nerf facial ; ou bien, on peut penser que la lésion dentaire a étendu son influence jusqu'au passage du nerf de la 7e paire dans la région parotidienne. Mais nous regardons comme fort discutable la façon dont J. Salter interprète la double paralysie faciale et brachiale.

Depuis les communications de Chantemesse et de Ballet (1890), l'hystérie a pris rang parmi les causes de la paralysie faciale à forme centrale ou à forme périphérique. Nous savons bien que l'hystérie s'attaque surtout au facial inférieur et qu'elle épargne le facial supérieur envisagé isolément ; mais on ne peut nier qu'il est des cas où la paralysie hystérique simule à s'y méprendre la paralysie faciale périphérique. Seule, l'étude de la sensibilité, des réactions électriques, etc., permet de faire un diagnostic certain. Lorsque à la paralysie faciale vien s'ajouter une monoplégie brachiale de la nature de celle que décrit Salter, — et qu'à son époque (1867) celui-ci ne pouvait guère mettre que sur le compte d'une action réflexe, — n'a-t-on pas quelque raison de soupçonner l'hystérie, si dépourvu qu'on soit de renseignements sur la sensibilité générale ou locale, le champ visuel, etc., etc.

IV

MODIFICATIONS DES SÉCRÉTIONS

Les affections des dents, surtout celles qui intéressent les filets dentaires antérieurs, — lésions des incisives et des canines, — produisent parfois des troubles sécrétoires du côté de l'œil. On connaît la fréquence de l'hypersécrétion lacrymale dans l'odontalgie, comme d'ailleurs, dans toute irritation des filets terminaux du trijumeau. Cette hypersécrétion peut aller jusqu'à l'épiphora vrai quand le processus irritatif a porté atteinte au fonctionnement de l'orbiculaire en parésiant la portion palpébrale de ce muscle. Inversement, on a noté l'inhibition des nerfs sécrétoires et le tarissement des larmes (UTHOF) dans un cas de névralgie trifaciale ayant pris naissance au niveau d'une incisive supérieure.

V

MODIFICATIONS DE L'IRRIGATION SANGUINE ET DE LA NUTRITION

Les troubles vaso-moteurs de l'œil sont assez fréquemment notés par les auteurs. Ce sont, entre autres, l'hypérémie conjonctivale et l'injection ciliaire.

Les observations de HACK et de ZIEM, les belles recherches de François FRANCK sur l'action réflexe des irritations nasales, permettent d'expliquer par analogie la pathogénie des phénomènes dont il s'agit maintenant. Comme le larmoiement, le blépharospasme, la contracture des muscles rotateurs de l'œil ou du muscle accommodateur, etc., etc., ces phénomènes sont sous la dépendance d'une action réflexe dont le trijumeau est la voie centripète.

Ici, en particulier, la voie centrifuge est représentée par les filets vaso-dilatateurs. En un mot, que le point de départ soit le nez, les sinus, les amygdales, le pharynx ou les dents, analogie complète des phénomènes réflexes (E. BERGER).

Peut-on expliquer de la même manière les altérations des tissus de l'œil? Peut-on en faire la conséquence d'une action réflexe vaso-motrice, d'intensité et de durée plus ou moins grandes? La pathogénie des kératites, des iritis, des glaucomes, que maints auteurs ont vus dériver d'une affection dentaire, a été l'objet de bien des controverses.

Pour les uns (E. BERGER), les troubles vaso-moteurs réflexes d'origine dentaire *entretiendraient* les affections cornéennes (kérato-conjonctivites phlycténulaires, etc.) et l'on viendrait souvent à bout de celles-ci en s'adressant aux dents malades.

Pour d'autres, il y aurait relation plus directe entre l'état des dents et les désordres cornéens (GALEZOWSKI, MARLOW). Pour d'autres, enfin, il ne faudrait voir dans tout cela ou bien qu'une coïncidence ou bien l'effet complexe d'un même état général.

« La dentition, dit GALEZOWSKI [1], joue un rôle considérable « dans le développement de la kératite interstitielle chez les « personnes nerveuses et débilitées. On voit en effet très sou- « vent apparaître cette maladie chez les enfants au moment de « la seconde dentition, lorsqu'elle se fait lentement, et que « l'irritation plus ou moins intense des nerfs dentaires se trans- « met par action réflexe aux nerfs ciliaires et à la cornée. La « même chose a lieu vers l'âge de vingt à vingt-cinq ans, pen- « dant la période de la 3e dentition, époque à laquelle les dents « de sagesse doivent percer ; le travail est souvent très péni- « ble et se prolonge pendant des mois et des années ; les per- « sonnes nerveuses, lymphatiques, chétives, subissent une « irritation dans les nerfs dentaires pendant deux ou trois « années consécutives, et cette irritation se communique aux « nerfs oculaires et y *occasionne* des kératites interstitielles, « phlycténulaires, etc. »

Or, nous lisons dans une thèse toute récente inspirée par le Prof. GAYET [2] : « Nous ne citons que pour mémoire cette « étiologie (dentaire) ; comme la kératite se développe dans « l'adolescence et qu'alors il y a beaucoup de dents qui com- « mencent à se carier, de même que la dent de sagesse com- « mence à sortir, il n'y a guère là qu'une coïncidence sans « cause étiologique probable. D'ailleurs, cette étiologie sem- « ble complètement abandonnée aujourd'hui. »

Les observations que nous avons recueillies sont peu concluantes. Il suffit que l'auteur ait constaté dans un unique cas

[1] *Traité des Maladies des yeux*, p. 283.
[2] GANDAR. *Revue critique de la Kératite parenchymateuse*. Lyon, 1893.

chez un enfant de 18 mois, l'apparition d'un abcès de la cornée à chaque travail de dentition et sa disparition après l'incision de la gencive endolorie, pour qu'il établisse entre des phénomènes aussi disparates une relation de cause à effet [1]. Dans deux autres cas, l'observateur émet lui-même un doute sur la valeur étiologique des faits qu'il rapporte.

Les trois observations de MARLOW [2] auraient plus de poids, si nous ne savions avec quelle facilité certains traitements viennent à bout des kératites superficielles et si nous étions exactement renseignés sur le laps de temps qui s'est écoulé entre l'extraction de la dent et la disparition de la kératite ; si enfin nous étions sûrs qu'il n'a pas été employé de traitement autre que l'avulsion de la dent ou des dents malades.

Pour nous, sans nier l'apparition possible de lésions kératiques variées, allant de l'infiltration la plus légère à la nécrose de la cornée, sous l'influence d'une affection dentaire, il nous paraît difficile d'admettre qu'une simple irritation du trijumeau puisse par action réflexe engendrer de pareils troubles. Il est un fait certain, c'est que la congestion oculaire, consécutive à une paralysie des vaso-constricteurs ou bien à une excitation des vaso-dilatateurs (Claude BERNARD), ne s'accompagne pas forcément de désordres nutritifs. Il faut chercher ailleurs que dans les troubles fonctionnels du système nerveux la raison dernière des lésions kératiques. L'expérimentation physiologique n'a donné jusqu'ici que des faits contradictoires [3] ; mais peut-être, en clinique, devra-t-on aux notions modernes sur les processus infectieux le mot de l'énigme. Déjà l'ophthalmie sympathique est rayée du nombre des affections réflexes.

Ce qu'on vient de dire au sujet des kératites, on peut le répéter à propos des iritis [4], cyclites, épisclérites coïncidant

[1] GALEZOWSKI, *Journal d'ophth.* 1872.

[2] *Eye inflammation from irritation of the dental nerve. New York, Méd. Journ.*, p. 49, 14 avril 88.

[3] V. SÉRIEUX et MARINESCO, *Arch. de phys.*, juillet 1893.

[4] V. ZIEM, *Ann. des maladies, du larynx, du nez et du pharynx*, juillet 1893.

avec des affections dentaires. Que la congestion réflexe favorise ou entretienne les altérations de cet ordre, cela est possible, cela est probable même; mais elle ne semble pas suffire à engendrer ces troubles oculaires profonds et graves. Ici, comme ailleurs, du reste, les observateurs n'ont pas manqué de commettre le sophisme banal en médecine : « Post hoc, ergo propter hoc. » Un d'entre eux, soignant une iritis à répétition, est étonné de voir disparaître un hypopyon à la suite de l'avulsion d'une dent cariée, et alors qu'il faisait augmenter le nombre des instillations d'atropine et la durée des fomentations. (V. p. 29.)

Il reste à parler du glaucome, comme symptôme réflexe d'une altération dentaire. L'observation de POWER (*Médical Press and Circular*. 1883, t. XXXVI) n'a aucune valeur démonstrative et nous ne nous y arrêterons pas; mais il n'en est pas de même de celle de RÉDARD [1]. Le sujet de cette dernière est une jeune femme atteinte d'un glaucome unilatéral que des sclérotomies répétées n'avaient pu arrêter que momentanément dans son évolution et dont vient à bout l'extraction de plusieurs chicots.

On a admis et l'on admet encore que, dans les affections des dents, comme dans certaines autres, celles du nez, par exemple, l'hypertension oculaire, est l'effet d'une irritation des extrémités sensibles du trijumeau réfléchie sur les fibres vaso-dilatatrices (HIPPEL et GRUNHAGEN). C'est là une simple hypothèse, contre laquelle les arguments ne manquent pas; et, tant qu'on n'aura pas prouvé dans cette prétendue étiologie nerveuse autre chose qu'une coïncidence [2], le glaucome d'origine dentaire ne doit être admis que sous toutes réserves.

[1] *Gazette médicale de Paris*, 15 mai 1886.
[2] V. de WECKER, *Manuel d'ophthalmologie*, 1889, pp. 427, 428 et 437.

TROUBLES OCULAIRES PAR PROPAGATION

Une périostite alvéolo-dentaire, une pulpite, étendent quelquefois leur action infectieuse jusqu'à l'œil, soit par l'intermédiaire du sinus maxillaire, soit par d'autres voies moins patentes (résorption putride). L'inflammation ainsi propagée s'attaque tantôt au tissu cellulaire de l'orbite, tantôt aux tissus du globe lui-même, tantôt aux tissus et organes annexes de l'œil, tantôt, enfin, au nerf optique.

Pour ne pas nous avancer sur le terrain des hypothèses, nous passerons sous silence une troisième cause possible d'accidents oculaires, — surtout nerveux, — à savoir : l'auto-intoxication. Les toxines secrétées dans les alvéoles, dans les sinus enflammés et abcédés, peuvent-elles agir sur les nerfs, ou sur les milieux de l'œil, à la façon des poisons secrétés au niveau des membranes diphtériques, qui vont porter si loin leur action nocive ? Est-on autorisé à assimiler la pathogénie de certaines névrites oculaires à celle du zona intercostal telle qu'on la comprend de nos jours? Autant de questions que la clinique et l'anatomo-pathologie laissent irrésolues.

De toutes les complications oculaires des maladies inflammatoires des dents, la mieux connue est le phlegmon orbitaire, à cause de la netteté et de la brutalité de ses symptômes.

La phlegmasie naît du périoste alvéolaire, d'un séquestre laissé par une extraction malheureuse, d'un corps étranger logé dans l'alvéole. Le collection purulente, la kyste périostique, etc., ainsi formés, se développent et se propagent vers le sinus, en perforant les parois osseuses et muqueuses pour se répandre dans sa cavité.

L'inflammation s'attaque ensuite à la paroi supérieure de

l'antre, dont elle vient à bout ; l'ostéo-périostite du plancher orbitaire a parfois pour résultat la communication des deux cavités adjacentes, sinus et orbite, si bien que les injections antiseptiques ont libre passage de celle-ci dans celui-là [1]. Cette dernière conjoncture explique même fort bien la disparition rapide des troubles oculaires après l'évacuation des collections purulentes par l'avulsion de la dent malade ou du séquestre.

Il est encore possible que la propagation à l'orbite se fasse à l'aide des connexions vasculaires qui relient la muqueuse de l'antre aux parties avoisinantes.

Mais l'infection peut suivre d'autres voies plus détournées : c'est ainsi que la phlébite des veines dentaires gagne quelquefois l'orbite par les veines labio-faciales (et alors le phlegmon oculaire est la conséquence de la phlébite de l'ophthalmique) [2] ; ou que le système veineux de l'orbite est atteint par l'intermédiaire du plexus maxillaire, au moins lorsqu'il s'agit des dents postérieures.

L'ostéo-périostite propagée du sinus maxillaire paraît parfois se cantonner dans le périoste orbitaire et donne alors lieu aux symptômes plus ou moins atténués de la cellulite, ou bien ne s'accompagne, en dehors de douleurs d'intensité toute spéciale, que des signes d'une lésion caniculaire du nerf optique (DESPAGNET).

L'analyse des diverses observations publiées sur le sujet actuel met en relief les faits suivants :

1° Presque toujours, les accidents oculaires sont consécutifs à une extraction ;

2° Ce sont les dents supérieures qui sont le plus souvent en cause ; mais quelquefois aussi les inférieures ;

3° Il peut se produire de la cécité (névrites diverses) avec ou sans atrophie du globe (panophthalmie, nécrose cornéenne) ; mais la vision se rétablit parfois assez facilement après la cessation des symptômes inflammatoires ;

[1] VALUDE, *Société franç. d'ophth.*, juin 1893.
[2] A. TERSON, *Société franç. d'ophth.*, août 1893.

4° La mort peut être le dénouement de l'affection;

5° Le sinus maxillaire est, dans la grande majorité des cas, la voie d'extension de l'infection dentaire; mais cette dernière est susceptible de se propager à d'autres cavités (sinus frontal, sphénoïdal) ou de suivre un autre chemin pour atteindre l'orbite (fosse sphéno-maxillaire);

6° La thérapeutique mise en œuvre a été trop souvent tardive, le diagnostic n'ayant pas été fait d'emblée, ou imparfaite.

Dans les cas de ce genre, il importe d'instituer un traitement aussi complet que possible de l'affection dentaire, de vider, de drainer et de laver le ou les sinus atteints, de s'attaquer aux séquestres maxillaires ou orbitaires. Il faut se souvenir que, si la périostite disparaît rarement par résolution, il est fréquent de voir l'inflammation isolée du tissu cellulaire de l'orbite guérir sans arriver au stade de purulence lorsque les soins sont donnés à temps; c'est ainsi que, dans certains des cas que nous rappellerons ci-dessous, l'exophthalmie, la congestion conjonctivale, les douleurs, en un mot tous les symptômes initiaux du phlegmon orbitaire ont cédé au traitement de la bouche et des cavités avoisinantes, sans intervention chirurgicale du côté de l'œil.

L'ostéo-périostite de la racine d'une dent (Caspar), la sinusite maxillaire d'origine dentaire (Ziem) ont déterminé des abcès de la paupière inférieure : le périoste du maxillaire supérieur a été sans doute la voie de propagation de la phlogose.

On a encore parlé d'une exophthalmie et même d'une atrophie du globe par compression, dues à l'ectasie de la paroi supérieure du sinus maxillaire. Or Zuckerkandl, dont l'attention s'est particulièrement portée sur ce point, n'a jamais constaté ce refoulement des parois osseuses de l'antre, que Moldenhauer attribue au développement de néoplasmes dont l'existence est masquée par l'empyème [1]. On s'explique d'ailleurs difficilement

[1] Zuckerkandl, *Normale und pathol. atnatomie der Nasenhohle undihrer pneumatischen Anhauge.* (Vienne, 1882.)

cet écrasement graduel du bulbe entre deux plans résistants non parallèles.

L'inflammation alvéolaire compliquée ou non de sinusite semble capable de produire dans l'uvée des troubles d'ordre phlegmasique.

Ziem admet que l'iritis d'origine dentaire ou maxillaire est la conséquence « d'une métastase du pus par les vaisseaux veineux ou lymphatiques ».

Cette opinion est partagée par le Dr E. Berger. « L'inflam-
« mation de la racine (carie) dentaire peut provoquer, par
« suite de la résorption putride, une iritis ou la présence de
« pus dans la chambre antérieure de l'œil. Ces faits sont
« rares, mais réels et analogues à ce qu'on observe à la suite
« des inflammations purulentes et infectieuses soit des fosses
« nasales soit des organes sexuels de la femme. »

Dans une récente communication à la Société d'ophthalmologie de Bordeaux (janv. 1894), le Dr Fromaget rapporte l'observation suivante :

Une jeune malade de 24 ans souffre depuis deux mois de violentes douleurs dans le côté gauche de la face et dans l'œil correspondant. On constate une tuméfaction de cette partie de la figure ; du blépharospasme, de la photophobie, de l'injection périkératique, la pupille est irrégulièrement dilatée par l'atropine et l'on remarque des synéchies postérieures. La malade mouchait du pus avant de souffrir de l'œil. La dentition est mauvaise. A l'éclairage de la face, on reconnaît un empyème du sinus maxillaire. On ponctionne le sinus, et *deux jours après*, sans aucun autre traitement, tous les symptômes de l'iritis aiguë ont disparu.

L'auteur rejette l'iritis par métastase. Pour lui, ces « fausses iritis » sont dues à des troubles vasculaires causés par la gêne de la circulation et la vaso-dilatation que provoque l'irritation du trijumeau.

L'hyperémie ayant cessé d'être synonyme d'inflammation, il semble plus conforme aux données modernes de la clinique et de l'expérimentation de penser, en pareil cas, à un processus septique (Leber, de Wecker). L'iritis d'origine dentaire devrait ainsi être placée à côté de l'iritis blennorrhagique ou de l'iritis par intoxication gravidique. Il est même possible d'établir un parallèle entre les iritis puerpérales et les iritis par infection dentaire ou maxillaire : dans l'une comme dans l'autre infection, on note une forme bénigne, séreuse ou plastique, et une forme grave, irido-choroïdite suppurative. Cette supposition est corroborée par certaines observations, celles du Dr Brunschwig (du Hâvre), par exemple, lequel a vu les symptômes les plus caractérisés d'une choroïdite suppurative disparaître en cinq jours par l'extraction de trois racines.

Enfin, il semble peu conforme aux faits cliniques de dire « si l'iritis était de nature infectieuse, est-ce qu'elle ne conti- « nuerait pas à évoluer vers la suppuration malgré l'évacuation « du sinus maxillaire » ?

Nous n'avons pu recueillir un seul cas d'abcès ou d'ulcère cornéen en rapport avec une lésion dentaire. S'il nous était donné d'observer un tel abcès, accompagné d'anesthésie de la cornée, nous serions portés à considérer comme cause prédisposante de l'infection cornéenne une déchéance fonctionnelle (anesthésie) du trijumeau[1]. Si la cornée possédait encore toute sa sensibilité, il nous paraîtrait légitime d'incriminer la propagation pure et simple de l'infection.

Il reste à examiner la nature et la pathogénie de certains troubles visuels coïncidant soit avec une sinusite maxillaire, soit avec une polysinusite, soit enfin avec une inflammation des tissus de l'orbite. On peut les rattacher à la névrite optique, et l'influence réflexe est encore ici des plus discutables, malgré l'absence assez fréquente de signes opthalmoscopiques bien nets.

Afin que l'examen critique ne porte que sur des faits précis, nous allons donner un résumé aussi compréhensif que possible des observations les plus typiques ou les plus circonstanciées.

[1] V. Roger. Séance du 22 nov. 92. Société de Biologie (Influence des nerfs sensitifs sur l'infection).

1° Un homme de 45 ans se fait arracher la première grosse molaire supérieure de droite. L'alvéole est fracturée et suppure; il sort des esquilles. Deux jours après l'extraction, une douleur éclate, fixe et continue, dans la tempe droite. Cette douleur s'irradie dans le front, et, finalement, se localise dans la région susorbitaire. Cinq jours après, l'œil droit devient rapidement amaurotique; il y a mydriase. Les paupières sont légèrement tuméfiées. Phénomènes paresthésiques au niveau du globe (le malade croit le sentir sauter) et clignottement. La conjonctive est normale. Ecoulement fétide, puriforme, par la narine droite. Un peu de malaise général; sueurs abondantes. Vésicatoire morphiné à la tempe. Au 7e jour, l'écoulement nasal diminue et perd sa fétidité; au dixième, la vue se rétablit et la paresthésie disparaît ainsi que la mydriase. Les paupières se détuméfient. La douleur ne disparaît qu'après le 22e jour. (PASQUIER.) *Lancette française*, 1839, p. 93.

2° Femme de 45 ans, présentant une tuméfaction douloureuse par instants et de nature inconnue dans la région du masséter gauche. Cécité presque complète de ce côté. Le globe est rejeté en dehors. Gonflement gingival. On enlève un chicot. Peu de temps après, la vision s'améliore, mais les gros objets seuls sont distingués. Tension et fond d'œil normaux. (HUTCHINSON, *Ophth., Hosp., Reports*. 1855, p. 385.)

3° Jeune homme de 22 ans. L'acuité visuelle a diminué à droite. Ptosis et gonflement de la face. Abcès d'une alvéole (1re molaire supérieure droite) et de l'antre d'HIGHMORE. En 10 jours, la vision se perd complètement. On enlève la dent et draine le sinus. Le nerf optique est anémié. Huit mois après, on constate que le ptosis a disparu et que la pupille fonctionne bien; mais le nerf optique est toujours ischemique et la vision nulle. (Ch. GAINE, *British med. Journal*, 30 déc. 1865, p. 683.)

4° Femme de 24 ans, prise de frisson et présentant peu après les symptômes d'une inflammation de l'orbite. Pupille dilatée, vision abolie. On enlève plusieurs dents, et l'on constate un abcès de l'antre. Suppuration du sinus durant 8 mois. La mydriase disparaît enfin, mais la cécité est définitive. A l'ophthalmoscope : anémie papillaire. (J. SALTER, *Guys Hospital Reports*, 1867, t. XIII.)

5° Hommes de 35 ans, pris d'une inflammation violente du maxillaire supérieur et de l'orbite. L'œil est enflammé et saillant; la pupille est immobile. Sensibilité périorbitaire à la pression: On extrait les racines de la 1re prémolaire et de la 1re grosse molaire, très enflammées. En dix jours, tous les phénomènes inflammatoires extérieurs disparaissent. La pupille ne recouvre que plus tard sa réaction consensuelle.

L'œil est aveugle. Il n'y avait pas, paraît-il, d'abcès de l'antre. (SALTER, *loc. cit.*)

RELEVÉ SYNOPTIQUE DES OBSERVATIONS DE PHLEGMONS ORBITAIRES D'ORIGINE DENTAIRE

AUTEURS	ÉTIOLOGIE	SIGNES DE SINUSITE	SYMPTOMES OCULAIRES	VISION	TRAITEMENT	TERMINAISON	AUTOPSIE
Fischer (1832)....	Extraction.	Écoulement nasal aqueux.	Perforation.	—	Ouverture de l'abcès orbit.	Mort	Abcès du lobe cérébral antérieur, avec perforation du plafond et du plancher orbitaire.
Pasquier (1832)..	Extraction.	Écoulement nasal puriforme.	Tuméfaction palpébrale.	Cécité.	Révulsifs.	—	—
Sovet (1845)......	Extraction.	Écoulement fétide.	Exophthalmie.	Atrophie du globe après rupture cornéenne.	—	—	—
Teirlinck (1848)..	Extraction.	—	Exophthalmie brusque inflamation ocul.	Cécité.	—	—	—
Teirlinck (1848)..	Extraction. de mol. infér.	—	Phelegmon orb.	—	—	Mort.	Abcès alvéolaire ayant envahi les fosses zygom. et sphéno-maxill.
Brück (1851).....	—	Écoulement nasal	Exophthalmie par poussées et déviation du globe en dehors.	Cécité puis amélioration.	—	—	—
Decaisne (1853)..	Extraction.	—	Exophthalmie, chemosis, immobilité du globe, etc.	Intacte.	Ouverture de l'abcès orb.	—	—
Decaisne (1853)...	Extraction.	—	Exophthalmie.	Diminuée.	—	—	—
Decaisne (1853)...	Extraction. de mol. infer.	—	Chémosis et œdème palpébrale.	Diminuée puis rétablie.	Sangsues, etc.	—	—

AUTEURS	ÉTIOLOGIE	SIGNES DE SINUSITE	SYMPTOMES OCULAIRES	VISION	TRAITEMENT	TERMINAISON	AUTOPSIE
Foucher (1856)...	—	Inflammation de l'antre.	Phlegmon.	—	—	Mort.	La suppuration est partie de la racine de la 1re prémolaire.
S. Smith (1857)...	—	Ecoulement nasal.	Bombement du plancher orb. (?).	Diminuée puis très améliorée	Extract. d'une dent malade.	—	—
Delestre (1870)...	Extraction.	Sortie d'un séquestre par le nez.	Exophthalmie et immobilité du globe; chémosis.	Amaurose sans signes ophthalmosc.	Incisions buccales.	—	—
Le Fort (1876)...	—	Écoulement nasal.	Exophthalmie et chémosis.	Conservée.	Sangsues et extract. dent.	—	—
Weinberg (1882). — Galezowski	—	—	Exophth; chémosis. T + cornée trouble trouble papill.	Conservée (myopie).	Sangsues et extraction.	—	—
Snell (1890)...	Extraction.	Écoulement de pus à l'extract.	Exophth. chémosis, etc.	Intacte,	Incision de l'abcès orbit.	—	—
Delamarre (1893).	Périostite alvéo-dent.	—	Exophthalmie et chémosis.	—	Extraction et exploration du sinus.	Mort, malgré amélioration de l'orbite.	—
Valude (1893).....	Extraction.	—	(Périostite orbit.).	—	Incision, grattage et résection du plancher orbit.	—	—

6° Femme de 22 ans. Phlegmon de l'orbite et sinusite consécutifs à l'extraction de la 2e grosse molaire supérieure gauche. Tous les symptômes oculaires disparaissent, sauf la cécité, qui demeure complète. Liebreich ne découvre rien à l'ophthalmoscope. (Delestre, *des Accidents causés par l'extraction des dents.* Paris, 1870.)

7° Malade amblyope, chez lequel l'ophthalmoscope révèle un « épanchement sous-rétinien. » La guérison se fait rapidement après l'extraction de la 1re et de la 2e molaires supérieures gauches. (Gill, *St-Louis medical journal,* 1872, in thèse de Courtaix.)

8° Un homme perd la vue de l'œil gauche par atrophie papillaire progressive. L'amblyopie s'arrête par extraction de trois racines appartenant à l'une des molaires supérieures de gauche, puis s'amende. En un an, retour complet de la vision et reconstitution de la papille à l'état normal. (Cuignet, in thèse de Courtaix.)

9° Scotome central avec mydriase, sans lésion ophthalmoscopique, reconnaissant comme cause une carie dentaire (3e molaire inférieure). (Rapport entre les affections dentaires et certains troubles oculaires: Redard, *Gazette méd. de Paris,* 15 mai 1886, p. 229.)

10° Femme âgée ayant eu, peu de temps auparavant, une phlébite de la jambe gauche. Depuis cinq semaines bourdonnements dans l'oreille droite, céphalalgie fronto-temporale, insommie, fièvre. Douleurs bulbaires. La malade voit trouble.

Actuellement, exophthalmie, chémosis, T + 1. Cornée trouble. Mouvements du globe difficiles. A l'ophthalmoscope: staphylome myopique, rétine injectée surtout à la périphérie. Pas d'albumine ni de sucre dans les urines; pas d'artériosclérose. Les douleurs périorbitaires et le chémosis augmentant, on enlève du côté malade deux dents cariées et un chicot. Le chemosis disparaît en 3 jours, ainsi que la douleur et l'exophthalmie.

L'observation suivante, communiquée à la Société française d'ophthalmologie le 6 juin dernier, éclaire tout particulièrement la pathogénie des névrites optiques par infection dentaire:

11° Femme de 24 ans, dont l'œil droit avait été énucléé cinq ans auparavant pour une tumeur intraoculaire dont la nature n'a pas été établie. Il y a trois mois, la vue se trouble et des douleurs de tête, continues et violentes, apparaissent, en même temps qu'une fièvre notable. L'œil, normal d'aspect, est en mydriase et l'iris réagit mal. Veines rétiniennes dilatées et variqueuses; papille nuageuse. Absence de points névralgiques faciaux. Pas d'exophthalmie; mais sensibilité du globe *quand on le refoule.* $V = \frac{1}{20}$. Champ visuel rétréci concentriquement. Achromatopsie totale. Ophthalmoplégie interne. Pas de signes de tuberculose, malgré l'aspect malingre du sujet; pas d'hystérie. *Statu quo*, malgré vésicatoire, iodure de potassium, sulfate de quinine, etc. On extrait la seconde prémolaire supérieure gauche, cariée: Écoulement de pus. Trois jours après V remonte à 3/10, mais les autres symptômes subsistent. Au bout de quinze jours, on extrait un séquestre au niveau de la dent enlevée. Tous les symptômes disparaissent alors; seule, la papille garde un peu de décoloration de toute la zone externe, trace d'une légère périnévrite. — La conclusion de M. Despagnet est: Sinusite ayant occasionné une périostite du plancher orbitaire, d'où est résulté une compression du nerf optique dans sa portion canaliculaire et une inflammation des gaînes.

M. Gillet de Grandmont, dans la même séance, rapporte un cas analogue terminé par guérison.

Ainsi, ce que l'on constate dans les observations qui précèdent, c'est une impuissance ou un affaiblissement fonctionnels du nerf optique, accompagnés ou non de signes opthalmoscopiques, avec ou sans symptômes de phlegmasie orbitaire.

Toutefois, certains indicespermettent toujours de songer à une inflammation partie d'une dent malade ou d'un séquestre et propagée, par le sinus ordinairement, à l'orbite et à son contenu (exception faite pour les obs. 8, 9, 10, que leurs auteurs ont réduit à de très minimes proportions, et que nous ne citons que pour mémoire), et de discuter le rôle attribué par quelques-uns à l'influence réflexe.

Dans tous les cas d'amblyopie sans signes ophthalmoscopiques et, *a fortiori*, lorsqu'on remarque soit une ébauche d'ischémie ou de stase rétiniennes soit un scotome central, il faut penser aux différents états morbides du nerf optique rangés sous le nom de névrite rétrobulbaire.

D'après Fuchs, cette maladie, dans sa forme aiguë, est caractérisée « par l'apparition brusque d'une amblyopie allant par« fois jusqu'à la cécité. L'œil paraît normal extérieurement, sauf « l'amydriase(qui est inconstante). L'examen ophthalmoscopique « ne révèle souvent pas d'altération papillaire. Quelquefois, on « remarque un peu d'engorgement vasculaire; d'autres fois, au

« contraire, de l'anémie rétinienne. Il y a souvent violente céphalalgie et douleurs sourdes dans l'orbite. Ces douleurs « s'exagèrent quand on refoule le globe en arrière ».

Il faut presque toujours s'en rapporter aux caractères subjectifs des troubles visuels pour porter le diagnostic. Le scotome, central d'ordinaire, peut s'étendre jusqu'à la périphérie du champ visuel quand le processus névritique est passé du centre du nerf (faisceau maculaire) à la zone externe. Fréquemment, la vue s'améliore et redevient même normale; parfois aussi, le scotome est définitif. Mais cette forme de névrite est susceptible de se compliquer d'une inflammation des gaines du nerf et de périnévrite. On voit alors les limites de la papille devenir moins distinctes et les artères se réduire de volume. La vue, dans la périnévrite simple, peut se montrer longtemps assez satisfaisante et l'amblyopie ne devient jamais aussi prononcée que dans l'atrophie progressive (DE WECKER).

Fait intéressant à signaler : cette périnévrite, en rapport avec une inflammation ambiante, suit les fluctuations de cette dernière et n'évolue pas forcément pour son propre compte. (V. GALEZOWSKI, *Ann. d'ocul.*, t. LIII, 1865, p. 203.)

Nous ne tenterons pas d'élucider la pathogénie de ces lésions du nerf optique ; nous ne rechercherons pas si la périostite orbitaire propagée aux tissus mous de l'orbite a produit une stase veineuse et une transsudation séreuse ayant porté atteinte sinon à la structure, du moins au fonctionnement des fibres voisins de la gaine; si la périostite du canal optique par extension de l'inflammation du périoste orbitaire), amène, sans lésions ophthalmoscopiques possibles à une telle distance, comme une interruption de la conduction nerveuse. D'autre part nous avons déjà exprimé notre avis sur la compression du nerf optique par ectasie du sinus maxillaire.

Quant à faire dépendre l'amblyopie et les troubles papillaires d'une imbibition séreuse de la gaine du n. o. d'ordre réflexe (le point de départ étant une carie dentaire avec ou sans sinusite) (MOLDENHAUER), c'est là une hypothèse que ne corroborent pas l'apparition possible d'une cécité définitive et la forme *centrale* que revêt parfois l'amblyopie.

En résumé :

Il ne faut qu'avec la plus grande circonspection rattacher uniquement à une lésion dentaire les affections de l'œil que l'on observe en même temps que cette lésion. Une maladie des sinus (maxillaire, frontal, sphénoïdal) peut être l'origine des accidents oculaires, alors que ces sinusites relèvent d'une rhinite, d'une maladie générale, etc. Il importe donc d'explorer ces diverses cavités avant de formuler le diagnostic causal et d'agir chirurgicalement.

Il est encore nécessaire, lorsqu'il s'agit de certains désordres purement physiologiques : — mydriase, amaurose, spasmes, etc., — de porter les investigations du côté du système nerveux du sujet. Ainsi, la recherche de l'hystérie, ici, comme dans maintes questions d'étiologie, peut donner la clef du problème. Pour nous, cette névrose intervient dans la grande majorité des troubles simplement qualifiés de réflexes, soit comme cause directe (l'inefficacité absolue ou relative du traitement dentaire dans certains cas le prouve), soit, et le plus fréquemment, comme cause prédisposante et adjuvante. D'où cette conséquence thérapeutique, qu'il est indiqué, non seulement de traiter l'affection locale, la lésion dentaire et ses complications inflammatoires, mais encore de soigner l'état général que révèlent les désordres oculaires.

Enfin, c'est avec toute espèce de réserves qu'il faut accepter l'influence réflexe dans les affections de l'œil (kératites, iritis, névrites, etc.), dont l'expérimentation n'explique pas clairement le genre, mais qu'au contraire il est possible, par l'observation clinique ou par analogie, de rattacher à une inflammation, à une infection.

INDEX BIBLIOGRAPHIQUE

Amaurose. — Amblyopie. — Asthénopie nerveuse.

Beer. — *Lehrbuch von den Augenkrank.* Wien, 1817.

Travers. — *A synopsis of the diseases of the eye, 2e éd. Londres*, 1821, p. 305.

Galezowski, de Wilna. — *Arch. gén. de méd.*, XXIII, p. 261.

Manzigi. — *Lancette française*, 1839, p. 94.

Hunter. — *American Journal of med. Sc., octobre 1841.*

Deval. — *Traité des mal. des yeux*, p. 679.

J. Hutchinson. — *Ophtalm. Hosp. Reports.* 1865, p. 383.

De Wecker. — *Ann. d'ocul.*, t. LV, p. 134. 1866.

Delgado. — *Ann. d'ocul., mars* 1866, p. 140.

James Salter. — *Guy's Hospit. Reports.* 1867. Vol. XIII. (Amaurose avec paralysie faciale et brachiale.)

De Witt. — *Americ. Journ. of the med. Sc.*, avril 1868, p. 382.

Métras. — *Thèse de Paris.* 1863.

Despagnet. — *Recueil d'ophthalmologie.* 1882, p. 113.

Widmarck. — *The Lancet.* 1886, t. II, p. 88.

Riva. — *Courrier médic.*, 30 nov. 1889, p. 420.

Pansier. — *Th. Montpellier.* 1892. (Symptômes ocul. de l'hystérie.)

Kalt. — *Société franç. d'ophth.*, 1er-4 mai 1893.

Galezowski. — *Traité des mal. des yeux*, pp. 570, 572. (Hémianopsie hystérique.)

Berger. — *Les Malad. des yeux dans leurs rapports avec la pathol. génér.* (Hemianopsie hystérique), p. 131.

Cataracte.

(?) **Decaisne.** — *Bullet. de l'Acad. roy. de Belgique*, XIII, p. 53. 1853.

Conjonctivite.

Ely. — *The médic. Record.* 1882, t. XXI, p. 258.

Glaucome.

Redard. — *Gaz. méd. de Paris*, p. 229, 15 mai 1886.

Crenioeau. — *Klin. monastblat. fur Augenheilk*, août 1886.

Iritis. — Choroïdite.

Blanc. — *Journal des connaiss. méd. chirurg.*, 1er août 1871. (Iritis probable, prise pour une conjonctivite.)
Faucheron. — *Rec. d'ophth.*, p. 445. 1881.
Brunschwig. — *Rev. d'ophth.* 1886.
Fromaget. — *Soc. d'ophth. de Bordeaux*, janv. 94.
E. Berger. — *Les Maladies des yeux dans leurs rapports avec la path. génér.* 1892, Paris.

Kératite.

Bonnard. — *Thèse de Paris.* 1898, pp. 34, 38, 40.
Sérieux et Marinesco. — *Arch. de phys.*, 3 juillet 1893.
E. Berger. — *Loc. cit.*
Duval. — *Ann. d'ocul.* XV, p. 229.
Galezowski. — *Journal d'ophth.* 1872.
Heydenreich. — *Th. d'agrég.* 1878, p. 80.
Power. — *Med. Press and circular.* 1883, pp. 458-479.
Despagnet. — *Soc. d'ophth. de Paris*, 6 juin 1893.
Gandar. — *Th. de Lyon.* 1893.
Marlow. — *New-York med. journal*, 14 avril 1888.

Mydriase. — Myosis — Troubles accommodatifs.

Desmarres. — *Traité des malad. des yeux.* 1858. 2e éd., t. III, p. 584. (Mydriase.)
H. Hancock. — *The Lancet*, 22 janv. 1859 (Myd.)
Mengin. — *Loc. cit.* (Asthén. accommod.)
Mengin. — *Loc. cit.* (Mydriase).
Mengin. — *Loc. cit.* (Myosis).
Redard. — *Loc. cit.* (Myd. et scotome central).
Courtaix. — *Thèse de Paris*, p. 118.
Vianna. — *Th. de Paris*, 1893, p. 54 (Mydriase hystér.)
Chibret et Augiéras. — *Soc. d'ophth. d'Heidelberg*, 7-10 août 1892.

Névrite optique.

Ch. Gaine. — *British. med. journ.*, 30 déc. 1865 (Anémie papill.)
Gill. — *St-Louis med. journal.* 1872.
Mengin. — *Rev. d'ophth.*, janvier 1880.
Cuignet. — *In thèse de Courtaix.*
Courtaix. — *Th. de Paris.* 1891, p. 47.
Galezowski. — *Ann. d'oculist.*, t. LIII. 1865, p. 202.
Fuchs. — *Manuel d'ophth.* 1892, trad. franç.

Périostite orbitaire.

Samuel Smitt. — *The Lancet*, 14 fév. 1857.

J. Hutchinson. — *Loc. cit.*
Valude. — *Soc. d'ophth. de Paris,* 6 juin 1893.
Despagnet. — *Loc. cit.*, 6 juin 1893.

Phlegmon de l'orbite.

Fischer. — *In* Mackenzie, *Traité des maladies de l'œil,* t. I, p. 440.
Pasquier. — *Lancette franç.*, 1830, p. 93.
Sovet. — *Ann. d'ocul.*, XVIII, p. 159.
Teirlinck. — *Ann. d'ocul.* 1848, p. 151.
(?) **Brück.** — *Casper's Wochenschrift,* mars 1851.
Decaisne. — *Loc. cit.*
Foucher. — *Gazette des hôpit.*, 1856, p. 35.
Delestre. — *Accidents causés par l'extraction des dents.* Paris, 1870, p. 87.
Le Fort. — *France médicale.* 1876, n° 44.
Weinberg. — *Recueil d'ophth.* 1882, p. 441.
Snell. — *The Lancet,* 12 juillet 1890.
Delamarre. — *Archiv. de méd. milit.*, mars 1893.
Wicherkiewicz. — *In* Berger, *loc. cit.*, p. 198.
H. Pagenstecher. — *In* de Wecker et Masselon. *Manuel d'ophth.*, p. 705.
A. Terson . — *Soc. franç. d'ophth.*, août 1893.

Phlegmon des paupières.

Chevalier. — *Archives de méd. belges,* sept. 1869, pp. 157-161.

Ptosis. — Blépharospasme. — Paralysie de l'orbiculaire.

Féré. — *Anat. méd. du système nerveux,* p. 448, 2e éd.
H. Hancock. — *Loc. cit.*
Métras. — *Loc. cit.*, p. 41.
Tomes. — 1873, p. 537, *trad. franç.*
Pietkiewicz. — *Thèse de Paris.* 1876, p. 171.
Terrier. — *Journ. de méd. et de chirurg. prat.*, déc. 1875, p. 549.
Mengin. — *Loc. cit.*
Faucheron. — *Loc. cit.*
Ely. — *Loc. cit.* (Paralysie de l'orbicul.)
Courtaix. — *Loc. cit.* (Paralysie de l'orbicul.)

Sécrétion lacrymale.

Uthoff. — Trad. *in Archiv. de neurologie.* 1886, p. 118.
Ackland. — *Brit. médic. journal.* 1885, II, p. 250.
Courtaix. — *Loc. cit.*

Sensibilité générale.

Gapin. — *Th. de Paris.* 1891, p 25. Douleurs orbit. dans les affect. du sinus max.
Castle. — *The Lancet,* 1840, t. II, p. 266.
Jonath. Hutchinson. — *Loc. cit.*

J. Salter. — *Loc. cit.*
Wedl. — *Pathologie der Zahne*, p. 355.
Duplay. — *Arch. génér. de méd.* 1873, I. II, p. 217.

Strabisme.

Frick. — *In thèse* Courtaix.
Desmarres. — *Loc. cit.*
Hancock. — *Loc. cit.*
Mengin. — *Loc. cit.*
Ely. — *Loc. cit.*
Valude. — *Bullet. de la clinique des Quinze-Vingts*, p. 61. 1890-91.
Borel. — *Archiv. d'ophth.* 1886-87.

Varia.

Angelucci. — *Archiv. di ottalmol.* 1893, f. I. (Effets sur l'iris et la choroïdite des troubles vaso-mot. déterminés par l'extirpation du 1er gangl. cervic.)
Bœnnecken. — *Berlin. Klin. Wochenschr.* 30 oct. 93.(Etiologie des névralgies du trijumeau.)
Zuckerkandl. — *Norm. und pathol. Anatomie der Nasenhohle und ihrer pneumatische Anhange.* Wien, 1882.
Moldenhauer. — *Maladies du nez et des sinus*, trad. Potiquet. 1888.
Roger. — *Soc. de biologie*, 22 nov. 1892. (Nerfs sensitifs et infection.)
Ziem. — *Monatschrift f. Ohrenheilk.* 1887, n° 10. — *Berlin. Klin. Woch.* 1888, n° 37. — *Allgemein med. Centralzeit.* 1887, n° 37, 48, 40.
Jarre. — *Acad. de méd.*, 5 déc. 1893. (Du tic douloureux de la face.)

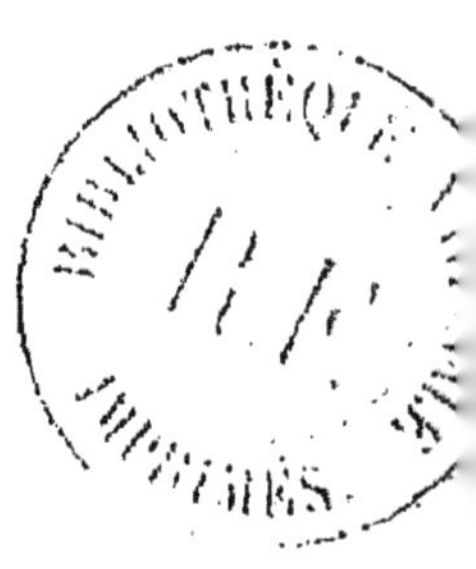

Poitiers — Imp. Blais, Roy et Cie, rue Victor-Hugo, 7.

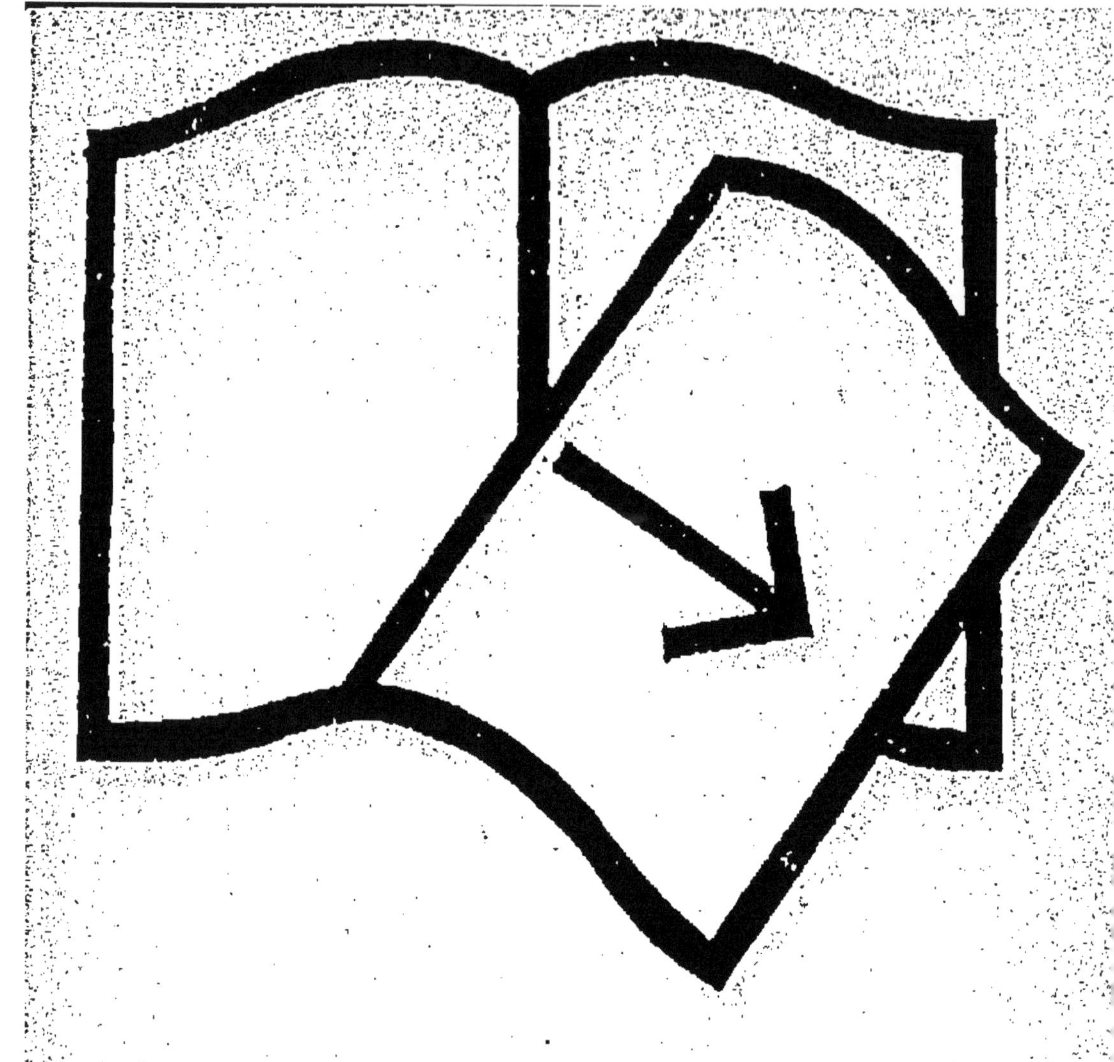

Documents manquants (pages, cahiers...)

NF Z 43-120-13

www.ingramcontent.com/pod-product-compliance
Ingram Content Group UK Ltd.
Pitfield, Milton Keynes, MK11 3LW, UK
UKHW021131230726
13926UKWH00002B/723